PLAINTE

ET

ÉCLAIRCISSEMENS

SUR

UN DÉNI DE JUSTICE.

PLAINTE

ET

ÉCLAIRCISSEMENS

SUR

UN DÉNI DE JUSTICE,

DONT ON VEUT RENDRE VICTIME

LE DOCTEUR

PERONNAUX DE BESSON,

RELATIVEMENT A L'EMPLOI QU'IL FAIT

DU

NITRATE D'ARGENT SOLIDE,

DANS LES INFLAMMATIONS AIGUES DE LA GORGE, MÉTHODE DONT IL VA
ÊTRE QUESTION DANS LA LETTRE ET LES PIÈCES CI-APRÈS, QU'IL CROIT
DEVOIR SOUMETTRE A UN PUBLIC INSTRUIT ET IMPARTIAL.

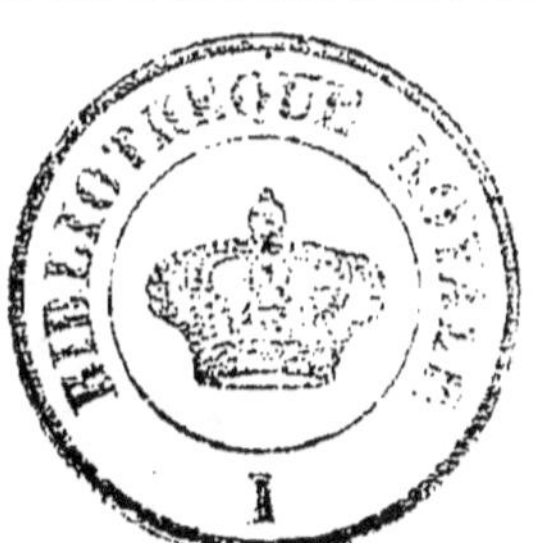

L'injustice à la fin produit la vérité.

PARIS,

IMPRIMERIE DE P. BAUDOUIN,

Rue et hôtel Mignon, n. 2.

—

JANVIER 1836.

Cette brochure, qui n'est que la réimpression de celle publiée
en septembre 1835, n'a pour but que de satisfaire aux nombreuses demandes qui m'en sont faites chaque jour. Je n'y ai ajouté
qu'une simple note que l'on trouvera à la fin de la dernière
page.

PLAINTE

ET

ÉCLAIRCISSEMENS

SUR UN

DÉNI DE JUSTICE.

Note préliminaire et indispensable.

En mars dernier, monsieur le Ministre du Commerce a demandé à l'Académie royale de Médecine un Rapport sur un Mémoire présenté par *moi*, et relatif à l'emploi que je fais du *nitrate d'argent solide* dans les inflammations aiguës de la gorge.

L'Académie s'est empressée de répondre à la demande du Ministre, en nommant MM. BAFFOS et GUERSENT pour rapporteurs ; mais, chose étonnante autant qu'insolite, ce n'est qu'après un laps de six mois qu'enfin le Rapport demandé par l'Autorité vient d'être lu par M. COLLINEAU, dans la séance du 25 août dernier.

On verra le résumé du Rapport à la suite de la lettre détaillée et circonstanciée, par laquelle je me plains, en termes mesurés, du silence obstiné, pour ne pas dire malveillant, de M. BAFFOS.

Je soumettrai ensuite au lecteur et à tout homme exempt de préjugés, la réfutation serrée et logique que j'oppose aux faits articulés dans cet extrait de Rapport, dont je n'ai eu connaissance que par la gazette médicale, du 29 août dernier.

C'est surtout parce que ma lettre à l'Académie n'a point été lue en séance, on ne sait pourquoi, que je crois de mon honneur de la rendre publique ; j'ai pour motif : 1° le bien de l'humanité ; 2° le besoin de cette justice distributive, toujours due à l'homme de bonne foi, qui ne veut pas perdre le fruit des travaux dont une longue expérience, comme on le verra, a prouvé le succès soutenu jusqu'à ce jour.

A Monsieur le Président de l'Académie Royale de Médecine de Paris.

MONSIEUR LE PRÉSIDENT,

« Une nouvelle espèce de déni de justice me force d'interrompre un moment vos utiles fonctions. A qui puis-je mieux adresser ma plainte qu'au digne représentant de l'illustre Académie de Médecine de Paris, à qui la France et même l'Europe ont les obligations les plus signalées comme les plus constantes.

« La pressante réclamation, que je me vois dans la nécessité de vous soumettre, a des motifs que j'ose dire louables autant que vrais. Je suis Docteur en Médecine, depuis quinze ans, et mes nombreux Cliens pourraient attester, au besoin, la manière loyale et empressée avec laquelle j'exerce un art qu'on doit considérer comme un des plus utiles et des plus sacrés ; car le bien de l'humanité en dépend presque autant que du premier des arts, l'agriculture !

« Je vais au fait le plus rapidement possible, monsieur le Président, mais j'ai besoin de toute votre indulgence pour quelques détails essentiels à ma cause.

« Il s'agit d'un remède, ou pour parler plus clairement, d'une opération dont l'expérience que j'en ai faite, et que j'en fais presque tous les jours, atteste hautement la sûreté.

« Dès l'année 1824, j'ai toujours employé avec le plus grand succès la cautérisation par le *nitrate d'argent solide* dans les inflammations aiguës de la gorge. Cette méthode m'a constamment réussi. De nombreuses attestations de guérison sont là pour appuyer la vérité de mon assertion.

« J'ai voulu donner la plus grande publicité à ce nouveau mode de traitement, et faire sentir ses avantages immenses pour les hôpitaux, sous le rapport de l'économie. Dans ce dessein, j'ai adressé, en mars dernier, un Mémoire circonstancié à monsieur le Ministre du Commerce, dans lequel je détaille l'avantage et la certitude de ma méthode. Ce Mémoire fut envoyé par ce Magistrat à l'Académie de Médecine, pour qu'il lui en fût fait un Rapport.

« L'Académie nomma deux Commissaires (MM. BAF-
FOS et GUERSENT), pour s'occuper, de suite, du
Rapport demandé. Les expériences les plus exactes
furent faites sous les yeux de M. BAFFOS et de plusieurs
médecins distingués de la capitale. Toutes ont répondu
aux faits articulés dans mon Mémoire.

« J'ai dû croire avoir porté la conviction dans l'es-
prit de M. BAFFOS, que je priai de vouloir bien s'occuper du Rapport que le Ministre demandait. Mais quelle
fut ma surprise, lorsque ce Médecin, quoique satisfait
des avantages de ma méthode, me déclara que s'il était
forcé d'en faire un, il le ferait *mauvais!*

« J'avoue qu'une telle déclaration m'étonna, mais
ne pourra jamais me décourager ; car, comme ce n'est
qu'après une très longue expérience, confirmée par de
nombreux succès, que je me suis déterminé à présenter
mon travail, et que je suis d'ailleurs certain, sans au-
cune présomption ni vanité de ma part, de guérir, ce
qui s'appelle *guérir*, tous les cas qui pourraient se
présenter, même au plus haut degré. J'ai résolu, par
une lettre mesurée et motivée, en raison de l'impor-
tance de la chose, de sommer M. BAFFOS, au sein de
l'Académie même, de s'expliquer catégoriquement
sur sa conduite et surtout sur sa réponse, qu'on me
permettra de ne pas trouver très loyale, et enfin lui
porter le défi de m'accuser d'un seul *in-succès!* si le
mot n'est pas français, il manque, je crois, à la langue.

« J'ai donc à cœur, monsieur le Président, de vous
persuader que ce n'est nullement l'intérêt personnel

qui m'anime , mais l'intérêt seul du bien de l'humanité.
La cause est , certes , assez belle , et j'ai le droit d'assu-
rer que de ma méthode peuvent résulter de grands avantages pour les hôpitaux , puisqu'il est constant qu'avec
elle le malade ne l'est pas plus de deux ou trois jours ,
même quand le mal a acquis le plus d'intensité.

« Veuillez remarquer qu'en général , par le traitement employé jusqu'à ce jour, il faut quelquefois dix,
quinze jours à six semaines, avant que la guérison puisse
s'effectuer d'une manière parfaite.

« Je ne parlerai pas du nombre considérable de
sangsues , de cataplasmes , de bains de pieds , etc. , que
nécessite cette maladie qui souvent ne fait qu'empirer.
Par un calcul qu'il est aisé de faire , on peut s'assu-
rer que pour chaque hôpital , les bénéfices d'économie
seraient immenses. Quels avantages d'ailleurs auraient
les pères de famille ouvriers , dont les journées sont si
modiques , lorsque , par le moyen d'un traitement aussi
prompt que simple , ils ne seraient plus forcés de sus-
pendre des travaux dont le produit est si précieux pour
leur famille !

« L'étrange conduite de M. Baffos à mon égard
n'est-elle pas faite, j'ose le dire , pour indigner un
homme qui a consacré plusieurs années de sa vie au
soulagement de l'humanité? Je ne vois pas pourquoi
je me verrais privé, par le caprice, l'insouciance ou l'é-
goïsme , de la gloire d'avoir été utile à mes semblables.
Tout homme d'honneur doit être jaloux d'un tel mérite.
Que M. Baffos daigne donc s'expliquer clairement et

rendre compte des motifs de son injuste silence. Que lui ai-je fait? Pourquoi ne pas répondre conjointement avec son collègue **M. Guersent**, à la demande du Ministre qui, par intérêt pour l'humanité souffrante, a voulu consulter l'Académie?

« Je suis loin de penser que le *tacet* dont je me plains provienne du sentiment d'une basse jalousie, ou d'une froide indifférence ; le **Médecin français** pense trop noblement pour ne pas se montrer l'ami constant de la vérité. Je me présente avec quelques moyens, fruits du travail et de l'expérience : qu'on me juge après avoir vu et écouté. Mes guérisons ont été publiques. Je ne suis pas un charlatan ; je n'ai en vue que le bien de l'humanité, et surtout les avantages réels que pourront retirer de ma méthode les médecins des campagnes. On sait qu'ils sont souvent appelés à des distances éloignées. Ils pourront eux-mêmes guérir à l'instant leurs malades, sans avoir recours au pharmacien, profession utile qui manque malheureusement trop souvent dans les communes.

« Je crois devoir, monsieur le Président, terminer ma longue plainte auprès de vous, par un aveu, que vous n'accuserez pas, je l'espère, d'immodestie ou de présomption de ma part : quand j'appris, par les journaux, la mort de l'excellent prince de Leuchtemberg, je m'écriai par un sentiment naïf d'intime conviction : *Je l'eusse sauvé!*

« Enfin, par grâce, et au nom de l'humanité souffrante, monsieur le Président, daignez me faire rendre une prompte justice, et obtenir que l'Académie, seule et compétente juge de ma cause, réponde à la demande d'un Ministre qui mérite à tous égards l'attention de la science, quand elle est ainsi provoquée dans des vues utiles et bienfaisantes.

« Je suis avec le plus profond respect,

« Monsieur le Président,

« Votre très humble serviteur.

« *Signé*, PERONNAUX DE BESSON.

« Paris, le 16 juin 1835. »

La Gazette médicale, du 29 août dernier, publie en ces termes le résumé du Rapport qui a été lu par M. COLLINEAU, dans la séance de l'Académie de Médecine, du 25 août 1835.

« M. COLLINEAU lit un Rapport sur le Mémoire de M. PERONNAUX DE BESSON, ayant pour titre : De la Cautérisation avec le *nitrate d'argent solide* dans les inflammations aiguës de la gorge, adressé à l'Académie par le Ministre du Commerce.

« Le Rapporteur, après avoir rappelé que cette médication n'est pas nouvelle, et avoir fait remarquer que les trois seules observations un peu détaillées, communiquées dans le travail de M. PERONNAUX DE BESSON, sont des observations d'angine tonsillaire simple, propose d'écrire à M. le Ministre, que la cautérisation avec le *nitrate d'argent solide*, dans les inflammations aiguës de la gorge, n'est pas une médication nouvelle ;

que les cas où elle est relatée sont connus de tous les praticiens, et que les faits émis par M. Peronnaux de Besson, à l'appui de son assertion, sont insuffisans sous tous les rapports. Les conclusions de la Commission sont adoptées après une courte discussion. »

Maintenant que mes lecteurs sont parfaitement au courant de toute cette affaire, une réfutation succincte achèvera d'éclairer l'opinion publique, et l'homme le moins clairvoyant ne pourra douter du bon droit qui m'est acquis.

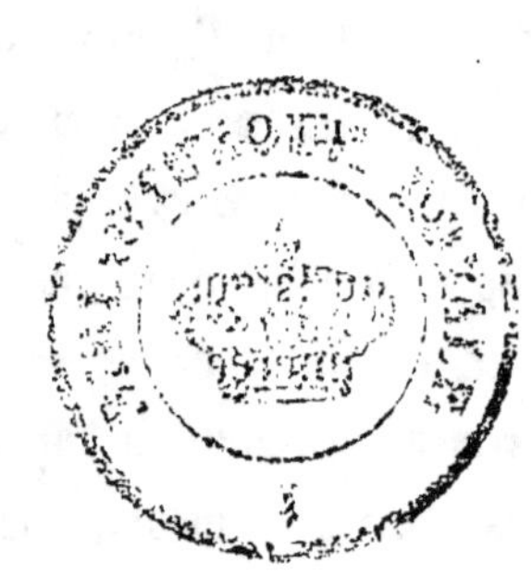

QUELQUES MOTS DE RÉPONSE

AU RAPPORT

DE MM. BAFFOS, GUERSENT ET COLLINEAU.

Votre Rapport, Messieurs, dont je n'ai lu qu'un mince extrait dans la Gazette médicale du 29 août dernier, renferme deux erreurs manifestes : 1° Vous dites que cette médication n'est pas nouvelle. Je soutiens qu'elle est nouvelle par la manière dont je l'opère. Personne, avant moi, n'avait tenté d'employer ce moyen dans les inflammations aiguës de la gorge. En disant le contraire, on a remarqué que vous vous réfutez vous-mêmes : mettez la main sur la conscience, et revenez d'une injuste prévention à mon égard. 2° Vous dites que les trois seules observations un peu détaillées de mon Mémoire ne regardent que l'angine tonsillaire simple. Vous avez mal lu mon Mémoire ; car je parle aussi d'angine et d'inflammation de la gorge au plus haut degré.

Comment, d'ailleurs, pouvez-vous avancer que mon Mémoire ne repose que sur quelques assertions vagues, tandis qu'elles sont réellement appuyées sur une multitude de faits bien constatés, non encore il est vrai dans les hôpitaux, mais bien en ville, chez des personnes connues et bien établies, et surtout en présence de plusieurs Médecins distingués et de bonne foi. Pourquoi, M. BAFFOS, n'avez-vous pas fait connaître à M. le Rapporteur, les cas si remarquables dont vous avez été témoin? Je vous rappellerai, entre autres, le nommé VIGNON, rue Saint-Martin, n. 64, guéri dans l'espace de vingt-quatre heures, d'une *angine tonsillaire et pharyngienne*. Le sieur LAMANT, rue Quincampoix, n. 49, guéri parfaitement en quatre jours, d'une *angine tonsillaire et pharyngienne* au plus haut degré. Enfin le nommé PERSUT, rue de la Montagne-Sainte-Geneviève, n. 76, guéri en trois jours d'une *angine tonsillaire* avec ulcération et gonflement très prononcé de l'amygdale droite. Ce dernier cas vous détermina, M. BAFFOS, *à vous déclarer*, en présence de MM. les Docteurs B..... et M...., partisan de ce nouveau mode de cautérisation.

Il est fâcheux aussi que des Médecins, placés à la tête des hôpitaux, aient le tort de ne pas s'associer aux expériences des découvertes utiles. N'ont-ils pas à se reprocher d'être au contraire les premiers à s'opposer à leur développement? Tel est le scandale signalé dans ma lettre au Président de l'Académie, relativement à la mauvaise disposition de mes Rapporteurs.

Mais que pourrez-vous répondre, monsieur le Rapporteur, aux deux interpellations suivantes?

Vous osez avancer que ma méthode est connue de tous les praticiens : pourriez-vous alors, M. COLLINEAU, m'expliquer pourquoi vous ne l'avez point employée sur mademoiselle VIENNE, rue Saint-Nicolas-d'Antin, n° 7, l'année dernière, lorsqu'elle se trouvait à Saint-Lazare, dans votre service ? et que vous la laissâtes pendant six semaines en proie à des souffrances horribles ! J'ai cependant cautérisé cette même personne pour une semblable affection, le 28 août dernier, en présence de plusieurs Médecins distingués ; et en moins de quatre jours la malade a été parfaitement guérie. Que répondrez-vous à ce fait, M COLLINEAU?

Pourriez-vous aussi, Monsieur, vous qui paraissez très érudit, nous faire connaître en quelle année cette méthode, telle que je la pratique, a été découverte ? Vous ne me citerez probablement pas M. BRETONNEAU, de Tours, ainsi que les personnes qui ont conseillé différentes substances telles que l'alun, etc.

Ainsi toutes vos déclamations n'en imposeront à personne. Mille témoins oculaires attesteront à vous et à tous mes détracteurs (car qu'est-ce qui n'en a pas ?) que ma méthode consiste essentiellement à opérer une guérison radicale dans les *inflammations aiguës de la gorge, à quelque degré que ce soit.* C'est donc à juste titre que je peux dire : *experto crede Roberto.*

NOTE ADDITIONNELLE.

Mes lecteurs doivent connaître maintenant de quel côté est le bon droit. Je ne suis coupable d'aucun subterfuge, je me montre à découvert ; mes opérations sont au su et au vu de tout le monde. Qu'on m'assigne tel hôpital qu'on voudra ; *res non verba*, c'est ma devise. Je n'ai pas parlé du croup des enfans, j'ai par devers moi l'expérience nécessaire à cet égard. Qu'on me mette à l'épreuve, et je me flatte, en raison de mes précédens, d'un succès qui peut étonner, il est vrai, les gens de l'art, mais qui n'en est pas moins constaté. Je n'ai plus rien à dire, c'est au bon sens et à la saine raison du public éclairé que j'en appelle. Un vieux proverbe dit, il est vrai : *L'honnête homme trompé s'éloigne et ne dit mot.* Moi, je dis que *l'honnête homme trompé* doit se plaindre et renvoyer la balle à ses ennemis. On m'a attaqué, je me suis défendu, ma conscience est tranquille, et je continuerai à me consacrer à des guérisons certaines, dont je serai toujours prêt à administrer les preuves.

PERONNAUX DE BESSON.

N. B. Malgré le Rapport malveillant de MM. Baffos, Guersent et Collineau, ma méthode, comme toutes les découvertes utiles, se propage et finira par être adoptée avant peu par tous les Médecins instruits et consciencieux. Dans un ouvrage spécial que je me propose de publier sur ce sujet, je donnerai la figure des instrumens que j'ai inventés et dont je me sers pour pratiquer mes opérations, afin que chaque Médecin puisse, en répétant mes expériences, donner un démenti formel à des hommes qui ne rougissent pas de sacrifier à leurs passions la plus sainte des causes, celle de l'humanité !...